ÉTUDES

SUR

LES EAUX THERMALES

DE ROYAT

(PUY-DE-DOME)

PAR

M. le Docteur P. L. BASSET

Médecin des Eaux de Royat et de Saint-Mart,
Membre titulaire de la Société d'hydrologie médicale de Paris,
Ancien interne des hôpitaux.

PARIS

GERMER BAILLIÈRE, LIBRAIRE-ÉDITEUR

Rue de l'École-de-Médecine, 17.

| Londres | New-York |
| Hipp. Baillière, 219, Regent street. | Baillière brothers, 440, Broadway. |

MADRID, C. BAILLY-BAILLIÈRE, PLAZA DEL PRINCIPE ALFONSO, 16.

1866

ÉTUDES

SUR

LES EAUX THERMALES

DE ROYAT

OUVRAGES DU MÊME AUTEUR :

De l'application de l'hydrothérapie au traitement des fièvres intermittentes. (*Moniteur des hôpitaux*. Paris, 1857.)

Du traitement de la chlorose par l'hydrothérapie. (*Annales de la Société d'hydrologie médicale de Paris*, et journal *le Progrès*. Paris, 1858.)

Une première année passée à Saint-Nectaire. (Paris, 1859.)

Etude sur les eaux de Saint-Nectaire. (Paris, 1860.)

Paris. — Imprimerie de E. MARTINET, rue Mignon, 2.

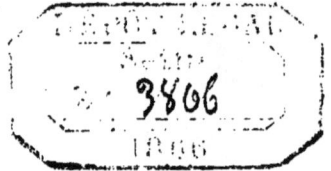

ÉTUDES

SUR

LES EAUX THERMALES

DE ROYAT

(PUY-DE-DOME),

PAR

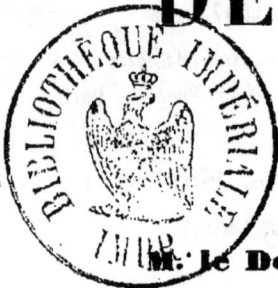

M. le Docteur P. L. BASSET

Médecin des Eaux de Royat et de Saint-Mart,
Membre titulaire de la Société d'hydrologie médicale de Paris,
Ancien interne des hôpitaux.

PARIS

GERMER BAILLIÈRE, LIBRAIRE-ÉDITEUR

Rue de l'École-de-Médecine, 17.

Londres	New-York
Hipp. Baillière, 219, Regent street.	Baillière brothers, 440, Broadway.

MADRID, C. BAILLY-BAILLIÈRE, PLAZA DEL PRINCIPE ALFONSO, 16.

1866

ÉTUDES

SUR

LES EAUX THERMALES

DE ROYAT

INTRODUCTION

Je ne saurais mieux commencer un travail sur les eaux de Royat qu'en rappelant avec reconnaissance le nom de mon prédécesseur et regretté confrère, le docteur Allard, à qui Royat doit l'impulsion de son succès chaque année grandissant. Les ouvrages de M. le professeur Nivet avaient commencé à faire connaître nos thermes, mais on y venait peu, et ils étaient principalement fréquentés par des malades du pays ou des environs dans un cercle restreint. Par des études consciencieuses, des publications remarquables et une savante direction, Allard sut donner la vogue à nos eaux et les mit sur le même rang que les stations les plus renommées de l'Auvergne.

La station thermale de Royat est située à 2 kilomètres de Clermond-Ferrand, à l'entrée du vallon de Saint-Mart, au pied des monts Dômes. Pendant plus de la moitié de l'année, la température reste assez clémente pour que les traitements thermaux puissent y être faits avec avantage.

L'air y est doux et pur. Royat jouit de tous les agréments des montagnes, sans en avoir les inconvénients.

Divers auteurs, de savants hydrologues se sont occupés de Royat dans leurs ouvrages, et lui ont prédit un avenir de prospérité. Pour compléter la pensée de celui qui, comparant les eaux du mont Dore à celles de Royat, trouve dans celle-ci les éléments minéralisateurs en plus grande proportion, il serait bon d'ajouter que le climat de notre station ne peut être, comme pour l'autre, un obstacle aux bénéfices du traitement thermal.

Il est à regretter que la compagnie qui devait se former en vue d'acheter les eaux de Royat, et plusieurs autres en Auvergne, n'ait pu être organisée jusqu'à présent. Mieux que les fermiers actuels des eaux, cette compagnie eût compris l'utilité de créer des promenades et de faire des embellissements autour d'un établissement si complet lui-même, en tout ce qui est nécessaire pour le traitement des diverses maladies. Cependant nous espérons que dans un avenir prochain les concessionnaires et la commune de Royat, qui est propriétaire des sources, réunissant leurs efforts, arriveront à créer tout ce qui manque pour l'agrément et les plaisirs des baigneurs. Comme leur nombre va néanmoins croissant chaque année, nous sommes heureux d'annoncer que trois hôtels nouveaux viennent d'être construits.

I

ÉTABLISSEMENT THERMAL.

L'établissement thermal de Royat se compose de deux galeries contenant chacune vingt-cinq baignoires. Ces galeries s'ouvrent à droite et à gauche d'un grand vestibule qui sert d'entrée, et où aboutissent les escaliers conduisant aux salles d'aspirations et aux piscines. Par l'élégance de son architecture et son aménagement intérieur, cet établissement peut être classé parmi les plus beaux et les plus complets de France. Bien plus, grâce à l'abondance extraordinaire de la source, à sa température, qui est exactement celle des bains tempérés et qui, par conséquent, permet d'amener directement l'eau dans les baignoires avec la quantité intégrale d'acide carbonique qu'elle contient, on peut donner à Royat des bains d'eau courante offrant tous les avantages de la piscine. Tous les cabinets de bains sont bien éclairés et facilement aérés. Chacun a 5 mètres de hauteur et 2 de longueur, sur 1^m,90 de largeur. Deux robinets amènent l'eau dans les baignoires; l'un donne celle qui arrive en droite ligne de la source, l'autre de l'eau minérale chauffée à 60 degrés centigrades. Les baignoires sont en pierre de Volvic et encaissées de 30 centimètres dans le sol. A l'extrémité de chaque galerie se trouve une vaste et belle salle d'attente; celles de droite servent aux dames, et celles de gauche aux hommes.

Les salles d'aspiration ont été placées au premier étage du pavillon central qui sépare les deux galeries. Chacune de ces salles est précédée d'un premier vestiaire servant aussi d'entrée aux cabinets de douches de vapeurs et de bains de pieds, et d'un second soigneusement chauffé à 25 degrés, de façon à ménager aux malades une transition prudente entre la température de la salle d'aspiration et l'air extérieur. Les proportions des salles où se prennent les aspirations sont de 3ᵐ,50 de hauteur, sur 8 mètres de longueur et 3 de largeur. La vapeur y arrive par un tuyau recouvert d'un capuchon, et les malades prennent place sur des gradins superposés et disposés à cet effet. Un grand vitrage éclaire chaque salle, et l'air vicié y est absorbé par deux tubes aspirateurs s'ouvrant sous le premier gradin pour aller déboucher dans la cheminée de la machine à vapeur. On a mis des appareils pulvérisateurs dans chaque salle d'aspirations.

De plus, à côté du cabinet servant pour la douche de vapeur, on a établi l'année dernière une salle affectée spécialement à la pulvérisation.

Les deux piscines se trouvent au-dessous. Comme les baignoires, elles ont été taillées dans la lave de Volvic, et chacune mesure 5 mètres de longueur, 3 mètres de largeur et 1ᵐ,25 de profondeur. Toutes les deux sont encaissées dans le sol, et l'eau minérale en sort en passant par-dessus les bords pour tomber dans une rigole extérieure qui la porte à l'aqueduc de dégorgement. Bien que ces piscines se trouvent en sous-sol par rapport à la route qui longe la façade de l'établissement, elles n'en sont pas moins au premier étage sur le ravin au fond duquel coule le Scatéon. Elles sont donc parfaitement éclairées et aérées. Autour de chaque piscine se trouvent de petits vestiaires en toile, et dans la même salle sont aussi deux baignoires munies de douches verticales.

Dans une annexe, qui pourrait être facilement reliée à

l'établissement et qui le sera probablement un jour, ont été disposés douze cabinets précédés de vestiaires pour l'administration des douches verticales et latérales. Le doucheur ou la doucheuse y préparent, séance tenante, au moyen d'un robinet d'eau à 34 degrés et d'un autre à 60, la douche au degré prescrit par l'ordonnance du médecin. Le mélange se fait dans un récipient placé sous la voûte, et du vestiaire la douche peut être dirigée sur le malade à l'aide d'un conduit en caoutchouc.

L'établissement hydrothérapique fait pendant aux cabinets à douches et se trouve situé derrière la galerie des hommes, tandis que la première annexe, que nous avons mentionnée, est parallèle à la galerie des femmes. Outre l'hydrothérapie, la seconde annexe renferme encore la machine à vapeur, et au-dessus de celle-ci cinq réservoirs servant à l'alimentation des douches. Dans l'un d'eux, un serpentin de vapeur chauffe à 60 degrés l'eau de la source qui de là est conduite dans tous les cabinets de bains et de douches. Les douches hydrothérapiques sont alimentées par une abondante source à 11 degrés. Cette eau est conduite à un réservoir placé à 9 mètres au-dessus du sol. Elle peut être combinée avec celle de deux autres réservoirs où arrivent des jets d'eau minérale d'une température supérieure. Il est possible ainsi de varier le degré de chaleur et de minéralisation dans le traitement, et d'associer l'eau minérale à l'hydrothérapie.

Le local destiné à cet usage est placé sous les réservoirs au rez-de-chaussée du second annexe. Deux parties égales et disposées d'une façon identique sont affectées, l'une aux hommes, l'autre aux femmes. Chaque division se compose d'un vestiaire, d'une piscine, de douche de toute espèce, d'une étuve, d'un cabinet à bains de pieds et de siége. On y trouve aussi des appareils pour administrer, outre l'hydrothérapie froide, les douches écossaises, tivoli, minérales, chaudes et graduées. On y prend aussi le bain russe.

En dehors de l'établissement, mais tout auprès, dans un bâtiment qui laisse fort à désirer, se trouve la source de César, remarquable par la quantité d'acide carbonique qu'elle contient. Aussi le bain de César à eau courante est un véritable bain de gaz, excellent dans le traitement d'un certain nombre d'affections. Nous reviendrons sur ce sujet à propos des effets thérapeutiques.

Pour terminer, j'ajouterai que l'on peut associer à Royat la cure thermale avec la cure du petit-lait et du raisin, comme cela se pratique en Allemagne. Les gras pâturages de l'Auvergne et les vignobles placés sur les coteaux volcaniques qui entourent notre établissement fournissent au médecin les ressources de cette médication tant préconisée par le docteur Carrière.

II

PROPRIÉTÉS CHIMIQUES ET PHYSIQUES.

« L'eau de Royat (1) a été analysée en 1843, c'est-à-dire peu de temps après son premier jaillissement, par

___

(1) Ce chapitre est emprunté aux *Recherches sur les eaux de Royat et de Chamalières*, par M. Lefort. Depuis la publication de ce travail, la grande source de Royat, dite aussi source de l'Établissement, a pris, en souvenir de la visite impériale du 9 juillet 1862, le nom de source Eugénie, après délibération du conseil municipal de la commune et par permission de S. M. l'Impératrice.

M. Aubergier, et en 1845 par M. le docteur Nivet. Ces chimistes virent qu'elle appartenait, comme celle du mont Dore et la plupart des sources qui existent en si grande abondance dans les terrains granitiques et basaltiques de l'Auvergne, à la classe des eaux *ferro-carbonatées acidules*.

» Les différents travaux de captage et d'aménagement entrepris depuis les recherches de MM. Aubergier et Nivet nous ont fait supposer que ces eaux avaient pu subir quelques modifications, sinon dans la nature, du moins dans la somme de leurs principes constituants, et qu'il serait alors intéressant de refaire cette analyse en y appliquant les nouvelles données de la science.

» Limité dans l'origine à l'examen de la source de Royat, nous avons compris tout de suite, en nous rendant sur les lieux, que notre travail serait incomplet si nous n'y comprenions l'analyse des sources du Bain de César, de Saint-Mart et des Roches, situées à une petite distance de la première.

» Tous les chimistes hydrologues connaissent l'intérêt qui s'attache à l'examen comparatif des sources d'eaux minérales situées les unes à côté des autres. Ils savent que le plus ordinairement toutes ces sources se relient entre elles par des canaux naturels, et ils supposent, avec raison, qu'elles proviennent d'une même nappe d'eau. Mais, quoique ayant la même origine, il arrive le plus souvent, pour ne pas dire toujours, que les eaux voisines ne contiennent pas le même poids de principes fixes, soit qu'elles mettent plus de temps pour arriver sur le sol, soit que celui-ci ne possède pas partout la même constitution, soit enfin qu'elles se mélangent pendant leur ascension avec des sources d'eaux douces. En se modifiant ainsi, les eaux acquièrent des propriétés nouvelles dont la médecine sait habilement tirer parti.

» L'analyse des sources de Royat et de Chamalières vient à l'appui de ce que nous disons ici : elle montre que la source principale de Royat est le centre, ou mieux le foyer de toutes celles qui sont situées dans le voisinage, captées ou non. Outre sa température, qui est plus élevée, elle contient une quantité plus grande de principes minéralisateurs, ainsi que le montre le tableau suivant :

	Résidu pour un litre d'eau.
Eau de Royal (source Eugénie)............	4ᵍʳ,152
Eau de Saint-Mart.....................	1ᵍʳ,952
Eau des Roches.....................	2ᵍʳ,760
Eau du Bain de César.................	2ᵍʳ,344 (1)

» Les eaux de ces quatre sources ont été analysées en 1844 et 1845 par M. Nivet. Comme elles possèdent à peu près les mêmes propriétés physiques et chimiques, nous nous bornerons à signaler ici leurs caractères généraux.

» Elles sont toutes très-limpides, incolores, inodores d'une saveur acidule, légèrement alcaline et ferrugineuse, très-agréable. Elles marquent leur passage sur le sol par un abondant dépôt de sesquioxyde de fer hydraté mélangé de sulfate, de carbonate et de phosphate de chaux, d'arséniate de fer, de silice et d'alumine. Elles rougissent (2)

_____

(1) Un fait important vient corroborer cette opinion : en 1844, M. Nivet, en évaporant 1 litre d'eau du Bain de César, obtint 3ᵍʳ,600 de résidu ; la température était alors de + 32° centigrades. En 1856, nous avons trouvé seulement 2ᵍʳ,344, mais M. Nivet a constaté avec le même thermomètre + 29° centigrades seulement.

(2) Plongé dans les baignoires, dans les piscines et même dans un verre plein d'eau de Royat dès que le gaz en excès s'est dégagé, le papier de tournesol, rougi par un acide, revient rapidement au bleu. La réaction alcaline subsiste seule. Relativement à l'alcalisation des urines, notre expé-

le papier de tournesol d'une manière sensible. Leur température varie depuis + 19°,5 jusqu'à + 35°,5 centigrades.

» La présence de l'iode a été signalée dans l'eau de
Royat et des Roches par M. Gonod fils, pharmacien à
Clermont-Ferrand. Toutes mes expériences confirment
celles de ce jeune chimiste.

» La présence de l'arsenic a été signalée pour la première fois dans ces eaux par M. Chevalier. Ce résultat a
été confirmé depuis par M. Thénard, qui a trouvé que la
source de Royat contenait 35 centièmes de milligramme
d'arsenic par litre d'eau. Nous avons également obtenu,
en opérant avec le résidu salin de six litres d'eau, quelques taches arsenicales. Mais si l'on agit avec le dépôt
ferrugineux laissé sur le sol, on obtient des taches très-
nombreuses de ce métal.

Source de Royat (source Eugénie).

» La source qui fournit l'eau minérale et thermale de
Royat est, sans contredit, la plus abondante et la plus
importante de toutes celles que l'on trouve dans le département du Puy-de-Dôme.

» Elle sort des calcaires travertins qui bordent à droite
la rivière de Tiretaine, et s'élève (1) avec force d'un ré-

rience n'est pas d'accord avec celle de M. le docteur Homolle. Comme le
bain d'Ems, le bain de Royat d'une heure diminue peu l'acidité normale
de l'urine. M. Rotureau s'étonnait donc avec raison que l'expérience ne
fût pas la même à Royat et à Ems. Dans quelques cas exceptionnels, nous
avons pourtant vu se produire une alcalisation légère. (*Docteur Allard.*)

(1) Il n'est pas un visiteur de la vallée de Royat qui n'aille admirer la
source thermale, dont nous avons entendu comparer le flot jaillissant au
Spruddel de Karlsbad. (C. A.)

servoir entièrement fermé, duquel part un large tube qui
conduit l'eau dans un autre réservoir voûté. Elle sort ensuite de ce récipient pour s'engager dans des canaux enveloppés de charbon pilé et qui servent à alimenter les
buvettes, les baignoires, les douches et les piscines. La
disposition de ces canaux permet à l'eau de conserver
toute sa chaleur native. Ainsi, d'après M. le docteur Nivet,
la température de l'eau, prise à la buvette, est de 35°,5 ;
au robinet des baignoires, 35° ; et dans les baignoires
34° et 34°,5 centigrades.

Source du Bain de César.

« La source de César est située sur la rive gauche de
Tiretaine, en face de l'établissement thermal de Royat et
au-dessous du lieu désigné sous le nom de Grenier de
César.

» Les anciennes constructions, mises à jour en 1822,
montrèrent que cette source, restée enfouie pendant de
longues années, avait été utilisée par les Romains, et avait
alimenté un établissement thermal qui dut subir le même
sort que les piscines découvertes auprès de la source de
Royat.

» A l'époque indiquée plus haut, on trouva à 15 pieds
de profondeur, un puits carré, ayant un mètre de côté,
et, dans l'un de ses angles, une source minérale traversée
par un courant d'acide carbonique. Les murs de ce puits
ont servi de fondement à un nouveau réservoir arrondi qui
s'élève à plus d'un mètre au-dessus du sol, et dont l'ou-
verture offre un diamètre de cinquante centimètres. Un
robinet, placé à la partie inférieure de ce puits, sert de
buvette.

» L'établissement actuel consiste en une seule pièce, renfermant la fontaine, et huit cabinets munis chacun d'une baignoire de bois.

» L'eau du Bain de César possède la plupart des propriétés que nous avons déjà indiquées; elle marque 29° centigrades, et son débit est de 24 à 25 litres à la minute.

Tableau synoptique de la densité, de la température et des substances contenues dans un litre d'eau de chacune des sources minéralisées de Royat et de Chamalières (Puy-de-Dôme).

	NOMS DES SOURCES :			
	Royat (source Eugénie).	César.	Saint-Mart.	Les Roches.
Densité	1,0025	1,0016	1,0020	1,0022
Température	35°,5	29°	31°	19°,5
	cc.	cc.	cc.	cc.
Azote...............	5,2	3,8	4,2	2,8
Oxygène	1,1	0,9	0,8	0,4
Chlore.............	1,050	0,466	1,022	0,708
Brome et iode........	indices	indices	indices	indices
Acide carbonique......	2,974	2,294	2,491	2,920
— sulfurique........	0,107	0,065	0,092	0,069
— phosphorique	0,010	0,008	0,004	0,003
Potasse	0,225	0,148	0,161	0,189
Soude	1,185	0,572	0,689	0,909
Chaux	0,392	0,267	0,320	0,372
Magnésie...........	0,204	0,127	0,164	0,195
Alumine............	traces	traces	traces	traces
Silice..............	0,156	0,167	0,089	0,102
Protoxyde de fer......	0,020	0,009	0,018	0,018
Oxyde de manganèse...	traces	traces	traces	traces
Arsenic	indices	indices	indices	indices
Matière organique.....	indices	indices	indices	indices
Totaux.........	6,323	4,123	5,050	5,485

Tableau synoptique des diverses combinaisons salines anhydres attribuées hypothétiquement à un litre d'eau de chacune des sources de Royat et de Chamalières.

	NOMS DES SOURCES :			
	Royat (source Eugénie).	César.	Saint-Mart.	Les Roches.
	lit.	lit.	lit.	lit.
Acide carbonique libre.	0,377	0,620	0,532	0,831
	gr.	gr.	gr.	gr.
	ou 0,748	ou 1,229	ou 1,050	ou 1,646
Carbonate de soude...	1,349	0,392	0,421	0,428
— de potasse....	0,435	0,286	0,365	0,312
— de chaux.....	1,000	0,686	0,953	0,822
— de magnésie ..	0,677	0,397	0,611	0,514
— de fer.......	0,040	0,025	0,042	0,042
— de manganèse.	traces	traces	traces	traces
Sulfate de soude.....	0,185	0,115	0,163	0,123
Phosphate de soude...	0,018	0,014	0,007	0,005
Arséniate de soude (1).	traces	traces	traces	traces
Chlorure de sodium...	1,728	0,766	1,682	1,165
Iodure et bromure de sodium	indices	indices	indices	indices
Silice..............	0,156	0,167	0,102	0,089
Alumine	traces	traces	traces	traces
Matière organique....	indices	indices	indices	indices
Poids des combinaisons salines anhydres, les sels étant à l'état de bicarbonates	5,724	4,067	5,396	5,14
Poids des combinaisons anhydres trouvées par expérience, les sels étant à l'état de carbonates neutres....	4,152	2,344	3,952	2,760

(1) M. le baron Thénard a trouvé à Royat $0^{mm},35$ d'arsenic par litre d'eau. M. Lefort n'a pas mentionné dans son analyse la légère proportion de bitume que contiennent les eaux de Royat, comme les autres eaux de

» Si maintenant nous comparons nos résultats avec ceux obtenus par le docteur Nivet, nous trouvons des différences si peu sensibles, que nous sommes amené à conclure que toutes ces sources, et surtout celles de Royat, n'ont pas subi depuis douze ans de modifications importantes, soit dans leur nature, soit dans la proportion des principes minéralisateurs qu'elles tiennent en dissolution. » (LEFORT, Études chimiques sur les eaux minérales et thermales de Royat et de Chamalières. *Annales de la Société d'hydrologie*, t. III).

M. Lefort ne mentionne pas, dans ses savantes études chimiques sur les eaux de Royat et de Clermont, la source du Puy-de-la-Poix, assurément la plus sulfureuse connue en Europe. L'emploi fréquent que nous en faisons comme *eau-mère*, en additions aux bains de Royat, nous oblige à en donner ici l'analyse faite, il y a quelques années, par M. Nivet. Nous renvoyons, pour tous les détails que ne comportent pas les limites de cette Notice, au *Dictionnaire des eaux minérales du Puy-de-Dôme*, par cet auteur.

La température de la source, constatée par M. Nivet, est de $14°,5$; son aspect est louche et plombé ; sa saveur est extrêmement bitumineuse, sulfureuse et salée. Les divers chimistes qui, depuis Caldaguès (1718) jusqu'à M. Nivet, ont étudié l'eau du Puy-de-la-Poix, n'ont pas trouvé une minéralisation constante. La quantité de sels dissoute varie de 70 à 100 grammes par litre. Cela dépend de la saison de l'année. Au moment des pluies, les infiltrations altèrent la minéralisation de la source ; en été,

l'Auvergne ; c'est d'ailleurs un point de vue qui n'a pas échappé au savant chimiste qui ne manquera pas de lui donner toute l'attention qu'il mérite.

au moment précisément où nous l'employons à Royat, cet inconvénient, qu'un captage régulier ferait disparaître, n'existe pas, à moins que la saison ne soit très-pluvieuse. Dans ce cas, il est facile d'avoir égard à ce fait et d'augmenter proportionnellement la quantité d'eau sulfureuse. Additionnée comme eau-mère au bain de Royat, l'eau de la source Eugénie noircit légèrement au contact de l'eau de la Poix, à cause de la grande quantité de fer qu'elle contient et qui se sulfure immédiatement. Ce léger inconvénient sera beaucoup moindre quand l'installation balnéaire permettra de n'additionner l'eau de la Poix qu'à l'eau de César. Il disparaîtra même complétement avec l'eau douce.

« Au mois d'août 1844, dit M. Nivet, chaque litre a laissé un résidu de 82,67. » C'est sur cette dernière quantité que nous avons opéré (1).

Voici les proportions de substances gazeuses et des sels contenus dans un litre d'eau du Puy-de-la-Poix :

	en grammes.	en litres.
Acide carbonique..........	1,5140	0,7648
Acide sulfhydrique........	0,0166	0,0107
Azote et oxygène..........	?	0,0500

(1) Dans son tableau analytique, M. Nivet ne mentionne pas le bitume que vomit constamment le petit volcan, en quantité assez considérable, pour avoir pu être exploité. Le bitume ne se dissout, en effet, dans l'eau qu'en très-minimes proportions. Il surnage ordinairement.

ANALYSE TROUVÉE.	GRAMMES.	ANALYSE RECTIFIÉE.	GRAMMES.
Carbonate de soude....	traces.	Bi-carbonate de soude..	traces.
Sulfate de soude......	7,9481	Sulfate de soude.......	7,9481
Chlorure de sodium . .	70,9170	Chlorure de sodium....	70,9170
Sulfure de sodium (1)...	0,3869	Sulfure de sodium.....	0,3869
Chlorure de potassium..	traces.	Chlorure de potassium..	traces.
Carbonate de magnésie..	0,1550	Bi-carbonate de magnésie.	0,2350
Chlorure de magnésium..	0,5713	Chlorure de magnésium.	0,5713
Carbonate de fer......	0,1300	Bi-carbonate de fer....	0,1800
Carbonate de chaux....	2,0400	Bi-carbonate de chaux..	2,8899
Soufre et silice	traces.	Soufre et silice	traces.
Bitume et matière orga- nique.............	0,1520	Bitume et matière orga- nique....	0,1520
Perte...............	0,2597	Perte...............	0,2597
Total des sels par litre d'eau.....	82,5600	Total des sels par litre d'eau.....	83,5399

« L'eau minérale du Puy-de-la-Poix est trop active, disait alors M. Nivet, pour qu'on ose l'administrer à l'intérieur. Mais il serait possible, après l'avoir filtrée, de s'en servir pour préparer des bains minéraux. La présence du bitume la rendrait sans doute efficace dans certaines affections dartreuses. Déjà les expériences tentées par M. H. Lecoq démontrent que ce médicament guérit promptement la gale. »

« Depuis que nous avons organisé à Royat le service des bains d'eau du Puy-de-la-Poix, que l'on y apporte dans de grands vases en verre parfaitement bouchés, au fur et à mesure des besoins, les prévisions de notre savant pré-

(1) La source de Bayen, à Bagnères-de-Luchon, qui est la plus sulfureuse des eaux des Pyrénées, ne contient par litre que $0^{gr},0777$ de sulfure de sodium. (*Filhol*, p. 265.) D'après le même auteur, la source du Tambour, à Barèges, ne contient que $0^{gr},0404$ de sulfure de sodium par litre, ce qui fait qu'elle est environ *dix fois* moins sulfureuse que l'eau du Puy-de-la-Poix. (Dr C. A.)

décesseur se sont réalisées. Cette eau nous rend journel-
lement des services importants, qu'elle rendrait de même
exportée au loin, car le temps ni le transport ne lui font
subir la moindre altération. Nous en avons conservé un
litre durant quatre ans sans que la moindre désulfuration
y ait été constatée. Or, une eau sulfureuse naturelle ne
serait-elle pas préférable, loin des sources, à toutes les
préparations qui ont la prétention, sous le nom d'*eau de
Barèges*, de suppléer la nature? La Compagnie des Eaux
de l'Auvergne ne manquera pas de mettre dans ses dépôts
cette précieuse ressource thérapeutique à la portée de tous
et partout.

» Pour compléter ce chapitre, il faudrait parler des propriétés physiques des eaux. Dans les pages précédentes,
M. Lefort ne mentionne que les densités et les tempéra-
tures des diverses sources de Royat, mais l'étude de leurs
conditions électriques n'est pas moins intéressante. Des
expériences récentes, faites devant nous par M. Brion,
professeur au lycée de Dijon, démontrent que l'eau de la
source Eugénie, dans les baignoires, est à un haut degré
électrisée négativement, de sorte que le bain de Royat à
eau courante peut être considéré comme un bain élec-
trique. Dans une prochaine publication, M. Brion et moi
ferons connaître les résultats de ces intéressantes expériences, malheureusement interrompues trop tôt par le
départ de notre collaborateur. » (Dr ALLARD.)

III

EFFETS PHYSIOLOGIQUES.

Depuis deux ans il m'a été permis d'étudier avec grand soin les effets physiologiques des eaux de Royat, et j'espère être aussi complet que possible dans ce mémoire ; car c'est d'après l'étude physiologique que le praticien doit être guidé pour l'administration d'une eau minérale. Examinons donc l'effet des eaux de Royat sur les principaux appareils organiques.

Tube digestif. — La plupart des personnes soumises à l'action des eaux de Royat ont une notable augmentation d'appétit. Les digestions sont devenues plus faciles surtout chez les malades atteints de gastralgie et de dyspepsie. Les pesanteurs sont moins fortes, les gaz diminuent de quantité, les vomissements de fréquence et même arrivent, en général, assez vite à disparaître complétement.

Soif. — J'ai pu constater chez presque tous les baigneurs une légère augmentation de la soif et de la sécheresse de la bouche.

Selles. — Le plus souvent sous l'influence des eaux de Royat prises à petite dose, on voit les selles diminuer de nombre, augmenter de consistance, bien souvent il en résulte une constipation assez forte et les baigneurs sont obligés d'avoir recours à des lavements et même aux douches ascendantes. Dans certains cas, mais c'est le plus petit nombre, un simple verre d'eau amène de la diarrhée. Je reviendrai sur ce sujet.

Respiration. — En général, lorsqu'on se plonge dans un

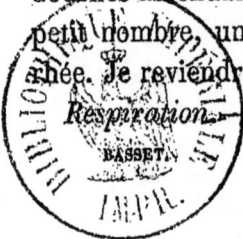

2

bain tempéré, on n'éprouve qu'un sentiment de bien-être
qui ne fait qu'augmenter pendant toute la durée du bain.
Quelquefois, cependant, les personnes nerveuses surtout
ressentent à l'épigastre un serrement qui gêne la respiration, amène des éblouissements et force les malades à
sortir du bain, mais c'est assez rare et je n'ai vu ces accidents survenir que chez des baigneurs d'une constitution
faible; ce sont principalement les femmes qui sont sujettes
à ces malaises.

Circulation. — Pendant la durée d'un bain tempéré,
l'état du pouls change peu, c'est à peine s'il augmente de
deux ou trois pulsations. Je l'ai vu pendant toute la durée
d'un traitement se maintenir à l'état normal. Mais il faut
néanmoins bien surveiller le traitement, car il arrive souvent que sous l'influence de l'acide carbonique la circulation s'accélère et de l'agitation se manifeste. Les malades
se plaignent alors d'insomnie, d'inappétence, il survient
un peu de fièvre et l'on est obligé de suspendre les bains
pendant un jour ou deux pour voir tous ces petits accidents disparaître.

Sécrétions et peau. — Les urines sont en général augmentées de quantité et deviennent très-rapidement alcalines.

Sous l'influence des bains et même dès le premier jour,
la peau se couvre d'une rougeur intense, quelquefois même
le prurit est tellement fort chez les personnes qui ont la
peau fine, que l'on est obligé de mitiger l'eau minérale
avec de l'eau douce.

Les sueurs sont en général un peu augmentées quand
on fait usage des bains chauds.

État des forces. — Après quelques jours de traitement, les individus qui font usage de nos eaux se trouvent

plus robustes ; la courbature ne se fait sentir qu'après des bains trop prolongés. Il est même remarquable de voir avec quelle rapidité les forces se relèvent sous l'influence des bains tempérés d'une moyenne durée (15 à 20 minutes).

Système nerveux. — Ce n'est que chez les personnes faibles et impressionnables, les femmes surtout, qu'il m'a été donné d'observer quelques troubles du système nerveux. Ils se traduisaient par de la céphalalgie, des éblouissements et des vertiges, que faisaient disparaître quelques jours de repos ou simplement des bains plus frais, plus courts et mélangés d'eau douce.

Sommeil. — En général, le sommeil est très-bon, quelquefois cependant après une vingtaine de jours de traitement, j'ai vu survenir une légère agitation.

Fonctions génitales. — Les eaux de Royat, très-chargées en acide carbonique, contribuent à donner aux femmes des règles plus régulières, à supprimer les leucorrhées. Elles amènent aussi, dit-on, une plus grande activité des fonctions génésiques.

Examinons maintenant séparément les effets physiologiques des eaux prises soit en bains, soit en boissons.

Bains. — Les eaux de Royat sont fortifiantes et excitantes, et elles doivent donc, administrées en bains, avoir pour effet d'exciter tout l'organisme.

Les bains sont d'autant plus toniques que l'on peut les donner à eau courante, la température de l'eau du réservoir n'est pas trop élevée, et la source fournit une assez grande quantité d'eau pour que l'on puisse laisser couler un filet d'eau dans chaque baignoire pendant toute la durée du bain. On peut ainsi avoir tous les avantages de la piscine sans en avoir les inconvénients. L'eau est onctueuse et douce au toucher, cette propriété est due aux matières organiques et aux sels alcalins qu'elle renferme. Elle doit sa propriété excitante et rubéfiante à la grande quantité d'acide carbonique qu'elle contient.

Lorsqu'on administre les bains à une température élevée avec de l'eau chauffée à 36 ou 40 degrés centigrades, on voit la peau s'injecter fortement, il se produit des sueurs abondantes et même des éruptions érythémateuses et vésiculeuses, souvent des furoncles surviennent et en général c'est une crise heureuse.

L'eau des bains de César, dont la température est beaucoup moins élevée, produit des effets analogues à ceux que l'on recherche en hydrothérapie, aussi j'associe presque toujours ces deux médications. En se plongeant dans un de ces bains frais, on éprouve une sensation de froid qui peut aller jusqu'au frisson, puis quelques instants après survient la réaction, marquée par la rougeur de la peau et des picotements.

Résultat des bains. — Ces bains produisent deux effets bien différents selon leur durée. Le bain court est excitant, prolongé il est calmant. J'ai donné des soins à plusieurs malades qui, dans le cours de leur traitement, ont éprouvé ces deux effets.

La saturation est indiquée, comme pour presque toutes les eaux thermales, par de l'agitation, de la fièvre, de la courbature et des symptômes d'embarras gastrique.

Boissons. — Prises à la dose de deux ou trois verres par jour, les eaux de Royat sont parfaitement supportées; elles facilitent la digestion, augmentent l'appétit. Quelquefois elles déterminent un commencement d'ivresse. Mais cet accident est dû à la grande quantité d'acide carbonique. Pour éviter cet inconvénient, il suffit d'agiter

l'eau minérale avant de la boire ou de la mêler avec du
lait ou du sirop de gomme.

J'ai dit qu'en général les urines augmentent, les selles
diminuent; cependant, j'ai eu à combattre des diarrhées
survenues après l'ingestion d'un seul verre d'eau minérale. Il faut donc toujours administrer ces eaux avec
beaucoup de circonspection. Le plus souvent, la diarrhée
ne se manifeste qu'après l'ingestion d'un trop grand
nombre de verres. Certains malades veulent commencer
par boire de suite cinq ou six verres; alors des accidents
peuvent survenir du côté de l'appareil digestif. L'appétit
diminue, la digestion devient pénible et laborieuse et,
souvent, on arrive à de la diarrhée qui oblige de suspendre le traitement pendant quelques jours.

Salles d'aspiration. — J'emprunte au *Précis* de mon
prédécesseur, le docteur Allard, son chapitre sur les salles
d'aspiration de Royat, et la comparaison qu'il a faite,
d'après le livre de M. Rotureau, des eaux d'Ems et des
eaux de Royat.

« Dans la première édition de ce *Précis*, nous disions que
la salle d'aspiration était un *sudatorium*; il en était ainsi
au début de ma pratique dans cette station; il n'en est plus
exclusivement de même aujourd'hui. L'expérience m'a
appris à compter beaucoup sur l'action topique de la
vapeur minérale sur la muqueuse pulmonaire; aussi ai-je
bien soin d'éviter que la diaphorèse soit excessive. L'action
de la vapeur minérale n'est pas seulement mécanique
comme le serait celle de la vapeur d'air, elle emprunte
aux éléments que M. Lefort a pu retrouver dans la vapeur
condensée une action thérapeutique augmentée encore
par l'installation d'appareils pulvérisateurs qui ne sau-
raient être mieux placés que dans ce milieu dont la cha-

leur compense le refroidissement moléculaire de l'eau
pulvérisée. La température de 28 degrés centigrades n'est
pas suffisante pour que la sudation soit excessive. Certaines
personnes ne suent même pas dans la salle d'aspiration,
et le peignoir de toile qui constituait autrefois l'unique
vêtement usité dans la salle leur laisserait ressentir aujourd'hui une impression de froid. Aussi avons-nous soin
d'ordonner un vêtement de laine facile à ôter en sortant.
Depuis que nous avons modifié, comme nous venons de
l'indiquer, le service des aspirations à Royal, nous n'avons
eu qu'à nous louer des résultats obtenus. Nous évitons
ainsi le plus souvent cette surexcitation nerveuse, cette
tendance aux congestions céphaliques, à l'agitation du
pouls, qu'éprouvaient les malades au début du traitement.
Nous n'avons pas enlevé à ce moyen son action excitante,
mais nous l'avons modérée en l'enfermant dans des limites
thérapeutiques. Les malades ne viennent plus là pour
suer, mais pour respirer. La diaphorèse pulmonaire excitée
augmente la vitalité de la muqueuse respiratoire, et agit
comme résolutive sur les engouements séro-sanguins qui
existent isolément ou accompagnent souvent l'infiltration
tuberculeuse.

» Un vestiaire chauffé précède la salle d'aspiration ; les
malades doivent y laisser leurs vêtements. Après s'être
enveloppés dans un peignoir de molleton ou de flanelle
forte, ils vont respirer la vapeur de l'eau minérale dans
laquelle ils peuvent séjourner une demi-heure à une heure.
Ils montent d'étage en étage, jusqu'à ce qu'ils aient atteint
le degré de chaleur qui leur convient le mieux ; ils doivent
descendre d'un ou deux étages, s'il survient de l'oppres-
sion ou de la céphalalgie. Des lotions d'eau froide, faites

sur le front et le reste du visage, suffisent quelquefois pour faire cesser le mal de tête.

» S'il survient des menaces de syncope, il faut sortir immédiatement de la salle. Au bout d'une demi-heure à une heure, les malades échangent leur peignoir humide contre un peignoir en laine chauffé, et ils rentrent dans le vestiaire, où ils transpirent pendant deux ou trois quarts d'heure; puis ils se sèchent avec des serviettes chaudes, s'habillent et vont se coucher dans un lit préalablement bassiné.

» Les salles d'aspiration prescrites en même temps que les eaux prises en boisson, à dose modérée, agissent d'une manière puissante dans les phlegmasies chroniques des muqueuses nasale, pharyngienne et pulmonaire; elles guérissent ou améliorent, d'une manière rapide et presque constante, les maux de gorge, les coryzas, les catarrhes pulmonaires et les asthmes humides (1); nous les avons également prescrites avec succès dans les rhumatismes invétérés. Elles ont, en outre, l'avantage de rendre les personnes faibles de complexion, qui les prennent avec persévérance, moins sensibles à l'action des causes qui déterminent les rhumes de toute espèce. » (NIVET, *l. c.*).

Les eaux de Royat et les eaux d'Ems.

Nous avons plus haut appelé l'attention sur l'analogie remarquable des eaux de Royat et des eaux d'Ems. Il est

_____

(1) Nous avons dit plus haut que les eaux de l'Auvergne étaient plus ou moins bitumineuses; il est probable que les salles d'aspiration doivent en partie au bitume volatilisé répandu dans leur atmosphère une partie de leur action si remarquable sur la muqueuse respiratoire.

important de développer, au point de vue thérapeutique,
cette proposition.

Nous n'avons parlé que d'analogie et non de ressemblance identique. Les sources les plus rapprochées ne
sont jamais parfaitement semblables. Les eaux d'Ems,
minéralisées par les mêmes sels que les eaux de Royat, le
sont à des doses un peu moindres. La thermalité des deux
sources les plus importantes de ces stations n'est pas la
même.

La Kesselbrunnen, celle des sources d'Ems qui se rapproche le plus de la grande source de Royat, a une température plus élevée (46°,2), et peut être employée avec
plus d'économie sous forme de douches que les eaux de
Royat, dont la température, plus que suffisante pour les
bains, doit être légèrement élevée pour les douches; mais
cet inconvénient pour Royat devient un grand avantage
quant aux bains et à la boisson, qui exigent une température moyenne.

L'action de la douche chaude est purement locale, péri-
phérique. Les belles recherches de M. Kühnn ont démon-
tré que l'eau minérale n'est absorbée par la peau que si
le bain ou la douche sont administrés à la température
du corps, et mieux encore à une température inférieure.
En d'autres termes, le corps humain n'augmente de poids
dans un bain que si l'eau est tempérée ou froide. Au-
dessus de la chaleur humaine, l'eau douce ou minérale,
loin d'être absorbée, ne provoque plus que l'exagération
des fonctions d'exhalation cutanée, et par suite la transpiration avec une diminution d'autant plus sensible du poids
du corps que l'eau est plus chaude. La douche chaude n'a
guère d'autre propriété thérapeutique que celle que lui
donne sa température élevée. L'eau de Royat, élevée

d'une température de 35 degrés centigrades à une température de 45 ou 50 degrés, ne perd donc aucune de ses propriétés médicales ; loin de présenter un désavantage, sa thermalité moyenne la rend, au contraire, préférable à l'eau de Kesselbrunnen, qu'il faut laisser refroidir pour les bains et qui par cela même éprouve une légère altération chimique, outre qu'il est impossible de la laisser couler constamment dans les baignoires comme à Royat. La source de Kurstenbrunnen à Ems a d'ailleurs la même température que la source de Royat, la Bubenquelle a 31° ; mais ces sources ne peuvent être administrées qu'en boisson.

Cette analogie des eaux d'Ems et de Royat est si grande aux yeux de M. Rotureau, que cet auteur en confond les indications thérapeutiques, à ce point que, voulant établir des indications différentielles entre Royat et Vichy, ou entre les eaux alcalines mixtes et les eaux alcalines franches, il renvoie à l'article consacré à Ems, où il a traité d'une manière très-complète cette intéressante question ; il appelle l'attention sur leurs propriétés différentes, qui ne doivent pas être confondues, au moins dans un grand nombre de cas.

« Les eaux thermales de Royat, dit cet auteur, ayant une certaine analogie d'action avec les eaux de Vichy, sont opposées avec le même succès que ces dernières à plusieurs états pathologiques, mais il serait inutile de préciser ici les indications des sources de ces deux postes thermaux. Ce serait répéter les détails déjà donnés, en traitant des rapports nombreux et frappants qui existent entre les eaux de Vichy et celles d'Ems, dans le volume des principales eaux de l'Allemagne. » (Page 241 et suivantes.)

Voici les judicieuses considérations que rappelle le sa-, vant hydrologiste, et dont le lecteur pourra faire l'appli- cation à Royat, en substituant, comme l'indique l'auteur, le nom de cette station thermale à celui d'Ems, sa sœur d'Allemagne.

« Les eaux d'Ems (et de Royat) sont, comme les eaux de Vichy, bicarbonatées sodiques; mais si l'on établit un parallèle entre la composition chimique des unes et des autres, on est amené à faire les observations suivantes: Les eaux de Vichy sont franchement bicarbonatées sodi- ques, et contiennent une quantité double à peu près de bicarbonate de soude; mais elles renferment moins d'acide carbonique, et les eaux d'Ems, dont le bicarbonate de soude est cependant l'élément minéralisateur dominant, possèdent une quantité notable de chlorure de sodium que l'on ne trouve pas dans les eaux de Vichy. »

M. Rotureau entre ensuite dans des considérations très-importantes sur les vertus des eaux franchement bicarbonatées sodiques dont la source de Vichy est le type, pour mieux faire ressortir les propriétés particu- lières des sources qui sont, comme celles de Royat ou d'Ems, bicarbonatées sodiques chlorurées.

« Ces sources, dit-il page 244, doivent réunir dans une certaine mesure les vertus des eaux chlorurées à celles des eaux franchement bicarbonatées sodiques. C'est là pour moi leur caractère essentiel, et j'attache une impor- tance d'autant plus grande aux résultats qui peuvent être attendus de cette combinaison de deux actions diverses, que les effets sensiblement toniques du chlorure de sodium permettent de combattre heureusement l'action débili- tante et dangereuse, chez les personnes d'un tempé- rament lymphatique, des eaux bicarbonatées sodiques franches.

» Ma conviction à cet égard est fondée, non pas seulement sur une donnée théorique, mais aussi sur l'étude de faits nombreux, et j'ai la certitude qu'elle sera partagée par tous ceux qui, évitant de considérer les eaux d'Ems (et de Royat) comme des eaux bicarbonatées sodiques plus faibles de moitié que celles de Vichy, voudront leur reconnaître et leur conserver au contraire leur double caractère de sources bicarbonatées sodiques et de sources chlorurées. Il est quelquefois permis d'hésiter sur le choix à faire entre Vichy et Royat, lorsque les malades dont les affections réclament les eaux carbonatées sodiques présentent un tempérament qui est sur la limite des constitutions sanguines ou lymphatiques. Bien des convenances peuvent alors être consultées, tout en tenant compte de la quantité beaucoup plus considérable de bicarbonate de soude contenue dans les eaux de Vichy.

» Mais il n'en est pas ainsi, lorsque les malades accusent nettement soit un tempérament sanguin, soit au contraire un tempérament anémique. Vichy convient au premier, Ems (et Royat) au second.

» Pour me résumer, en indiquant les différentes maladies principales qui sont traitées avec succès aux sources bicarbonatées sodiques, je dis :

» Tous les malades qui sont atteints d'affections du foie, ou qui présentent au moins un trouble sensible dans la sécrétion de cette glande abdominale ;

» Tous ceux qui éprouvent, du côté des reins ou des organes urinaires, des accidents révélant évidemment l'existence de graviers ;

» Tous ceux qui sont attaqués d'une goutte commençante ; tous ceux qui ont des dyspepsies flatulentes, et surtout acides ; tous ceux qui sont affectés de diabète sucré, doivent être envoyés aux sources de Vichy, dont les eaux sont favorablement actives dans ces cas, lorsque d'ailleurs les malades offrent en même temps les attributs d'un tempérament pléthorique.

» Mais les personnes qui sont atteintes des diverses affections que je viens d'indiquer, et qui sont lymphatiques, ou qui sont tombées dans une anémie ou dans une cachexie consécutives dues soit au progrès, soit au traitement de leur maladie, suivront une cure incomparablement préférable aux thermes d'Ems (et de Royat). La quantité de bicarbonate de soude, que les eaux de cette station renferment, suffit pour guérir, ou améliorer du moins, les affections qui exigent l'emploi de ce médicament fluidifiant, et le chlorure de sodium qu'elles contiennent en même temps prévient les inconvénients d'une débilité plus grande, que la quantité d'eau bicarbonatée sodique nécessaire au traitement eût infailliblement amenée, et redonne même quelquefois une vitalité et une énergie physiques auxquelles on n'aurait pas cru qu'il fût possible de s'attendre (1). »

. . . .

» L'action physiologique des eaux de Royat, dit le même auteur, prises à l'intérieur, consiste à augmenter l'appétit, à faciliter la digestion et à stimuler l'estomac. Leur efficacité dans les dyspepsies est donc toute naturelle et se comprend aisément. Mais en thérapeutique il ne suffit pas d'inductions, il faut que l'expérience sanctionne les vues de l'esprit les plus ingénieuses et les conséquences les plus rationnelles. Les effets curatifs de ces eaux sont donc venus confirmer, sur l'homme malade, les espérances

(1) Rotureau, *Allemagne.*

que leurs propriétés physiologiques avaient fait conce-
voir. La pratique a montré de plus qu'elles combattent
heureusement les digestions difficiles, produites par une
anémie, suite de maladie aiguë, grave et longue, d'alimentation incomplète, de privation d'air entièrement res-
pirable, de diminution ou de privation absolue de la
lumière solaire (anémie des mineurs), etc., ou par un état
chlorotique confirmé, grâce au fer et au chlorure de sodium qu'elles contiennent ; par un état nerveux de l'estomac ou de l'intestin, par une congestion, une hypertrophie
du foie ou un autre état pathologique des voies biliaires
sur lesquelles agissent utilement les eaux thermales bicarbonatées moyennes. Il en est de même de leurs vertus
contre les affections des voies urinaires.

» Si, dans ces deux dernières circonstances, le médecin
sait que l'énergie des eaux de Royat ne peut rivaliser
avec celle des eaux de Vichy, il ne doit pas non plus
perdre de vue qu'il se trouve des malades trop affaiblis
pour supporter une cure fluidifiante et dépressive à cette
dernière station. Il faut alors les adresser à des postes
thermaux qui, comme Royat et Ems, offrent des eaux
bicarbonatées moyennes, moins énergiques, mais qui
sont toniques et reconstituantes par le chlorure de sodium ·
et la proportion notable de fer et de manganèse qu'elles
renferment.

» Dans tous les cas, l'action des eaux de Royat à l'intérieur est presque toujours secondée par l'usage de ces
eaux en bains tempérés ou en douches d'eau à la thermalité de la source. Mais on prescrit rarement alors les
bains et les douches de vapeur minérale, et le séjour dans
les salles d'aspiration.

» Il n'en est pas de même lorsque les malades souffrent

de douleurs rhumatismales, soit intérieures, soit extérieures. Les eaux thermales de Royat sont non-seulement employées en boisson, mais les bains et les douches d'eau très-chaude, les bains et les douches de vapeur forcée, les séances au vaporium, font aussi toujours partie du traitement hydrominéral, qui n'agit jamais mieux que lorsqu'il aggrave les douleurs pendant la première semaine.

» Dans les affections des organes de la respiration, comme le catarrhe pulmonaire chronique, l'asthme ne reconnaissant point pour cause une lésion organique, la pneumonie, la bronchite, la laryngite et la pharyngite chroniques et même subaiguës, l'action curative des eaux de Royat administrées à l'intérieur, en même temps que les malades fréquentent chaque jour les salles d'inhalation et y font un séjour assez prolongé, se rapproche de celle des eaux d'Ems, et à cet égard je mettrai en première ligne la station française, dont l'eau en boisson a tout autant d'efficacité que ces dernières dans les états pathologiques susindiqués. Elle possède de plus, d'ailleurs, les salles d'aspiration, qui font surtout alors la partie la plus active et la base d'un traitement inconnu à l'établissement du duché de Nassau.

» L'emploi intérieur des eaux de Royat donne de très-bons résultats dans les suites de fièvres intermittentes paludéennes existant quelquefois depuis longtemps, et rebelles aux traitements les mieux conduits. Faut-il attribuer leur efficacité alors aux bicarbonates, dont l'action sur le foie et sur la rate a été plusieurs fois constatée, lorsque cet agent de la matière médicale est contenu dans une eau minérale? Faut-il penser, au contraire, que ces eaux tirent leur action thérapeutique, dans les accidents consécutifs aux fièvres des marais, du peu d'arsenic qu'elles contiennent ? C'est ce qu'il serait difficile d'expliquer, mais le fait des guérisons n'en reste pas moins acquis.

» Les eaux thermales de Royat en bains généraux, mais surtout en douches, rendent de très-utiles services encore dans les pertes de mouvement survenues après les fractures, les luxations, les plaies et les blessures.

» Enfin, les injections vaginales faites avec ces eaux à la température de la source amènent souvent la guérison d'engorgements simples de l'utérus. Les douches ascendantes procurent encore de très-utiles résultats dans les cas d'aménorrhée, de dysménorrhée et de leucorrhée dépendant d'un état anémique ou chlorotique; mais l'eau en boisson, en bains et en douches tempérées, devra faire nécessairement alors partie du traitement hydrominéral.

» Les médecins ayant exercé à Royat et ayant fait connaître le résultat de leur pratique, mentionnent à peine les gravelles hépatique et rénale, les catarrhes vésicaux, la goutte à son début, le diabète, comme rentrant dans la sphère d'action des eaux thermales de cette station ; et pourtant il semble au premier abord que, si ces eaux ne doivent pas être choisies avant plusieurs autres de la même classe dans ces affections, il est probable qu'elles peuvent cependant rendre quelquefois des services. J'avoue que j'attacherais, dans ces circonstances, au moins autant de confiance à leur vertu curative que s'il s'agissait d'une hydropisie; et pourtant il est dit que les hydropisies atoniques ont été guéries par l'usage des eaux de Royat.

» Il est à croire que ces hydropisies étaient tout simplement l'œdème des anémiques ou des chlorotiques, qui, la cause disparaissant, voyaient bientôt cesser l'effet.

» L'eau de César en boisson et en bains hypo-thermaux, ou à la température de la source, est très-sensiblement tonique, et elle sera prescrite de préférence aux jeunes gens atteints de pertes séminales involontaires, dit M. Nivet, aux enfants qui ont des incontinences d'urine, aux rachitiques et aux scrofuleux ayant des poumons sains et une certaine force de réaction. » (ROTUREAU.)

M. Rotureau, après avoir contesté l'efficacité des eaux d'Ems contre la phthisie pulmonaire, ajoute : « Les eaux de Royat, qui avaient, par suite de l'installation plus complète de l'établissement, quelques droits à proclamer leur efficacité mieux assurée dans les accidents occasionnés par les tubercules des voies respiratoires, sont cependant plus modestes. » Et il cite un passage des *Nouvelles recherches sur les eaux de Royat*, rapporté plus haut, dans lequel M. le docteur Nivet se demande si la guérison des phthisies traitées dans les établissements du Puy-de-Dôme doit être attribuée au bicarbonate calcaire, que les anciens croyaient être un antituberculeux. Nous pensons avec notre savant prédécesseur qu'il est impossible de le démontrer à l'aide de faits concluants ; mais nous pourrions affirmer que certaines phthisies réclament l'usage des alcalins, comme il en est d'autres qui exigent l'emploi des sulfureux. Nous avons essayé, dans différentes publications (1), de montrer que les véritables

---

(1) Du traitement de la scrofule par les eaux minérales. De la thérapeutique hydrominérale des maladies constitutionnelles. — Essai sur l'arthritis des viscères.

indications différentielles des eaux sulfureuses et des eaux
alcalines contre la phthisie découlent de la notion des
natures diverses de cette affection. Il faut d'abord écarter
de la phthisie les congestions chroniques des poumons,
que l'on a si souvent l'occasion d'observer dans le cours
de l'arthritis (autrement dit du rhumatisme et de la goutte),
maladie constitutionnelle qui embrasse dans sa durée
toute la vie d'un malade, et dont le plus grand nombre
des affections observées sur le même sujet ne sont souvent que des manifestations diverses. La maladie constitutionnelle est, dans ce cas, une manière d'être défec-
tueuse de la vie elle-même, cause prédisposante, sinon
occasionnelle des affections locales. Dans un travail lu à
la Société d'hydrologie médicale de Paris, et publié dans
le tome VII de ses *Annales*, à propos de la discussion sur
le traitement du rhumatisme par les eaux minérales, j'ai
appelé l'attention sur les congestions viscérales chroniques, si fréquentes dans le cours de cette maladie constitutionnelle. Les congestions pulmonaires chroniques de
nature rhumatismale ou goutteuse ont été prises souvent
pour des phthisies tuberculeuses. Ces sortes de phthisie
guérissent ordinairement aux eaux sulfureuses par l'action
élective directe résolutive de celle-ci sur le parenchyme
pulmonaire, aux eaux alcalines par une action altérante
spéciale sur la maladie constitutionnelle, et aussi par
l'action des moyens dérivatifs et révulsifs énergiques en
usage auprès de ces sources. Les Eaux-Bonnes et Saint-
Honoré d'une part, Royat et le mont Dore peuvent donc
réclamer également la guérison de ces prétendues phthisies. Mais il ne s'agit pas encore ici de tubercules.
M. Bertrand a signalé dans son livre, page 438, ce fait
qu'à la différence de bien d'autres causes morbides, le

rhumatisme n'altère que rarement le tissu des parties qu'il affecte. J'ai dit que je croyais la proposition de l'illustre inspecteur du mont Dore un peu trop absolue. Les congestions viscérales chroniques rhumatismales ne revêtent que bien plus rarement qu'on ne croit, il est vrai, la forme inflammatoire; mais lorsque celle-ci a existé, il y a toujours quelque trace d'altération dans les tissus. Sans admettre, même dans la généralité des cas, l'inflammation chronique, croit-on qu'une congestion puisse persister longtemps ou se reproduire très-fréquemment dans le poumon sans inconvénient pour ce viscère? L'infiltration tuberculeuse nous paraît être, dans certains cas, la conséquence d'une congestion de longue durée, une sorte de dépôt de certains principes morbides du sang dans les tissus engorgés ou quelque chose d'analogue aux concrétions que l'on observe chez les rhumatisants et les goutteux. De là l'indication essentielle de déplacer à tout prix la congestion rhumatismale, et l'emploi des moyens révulsifs énergiques dont on use au mont Dore et à Royat. Le dépôt tuberculeux une fois opéré, l'inflammation n'est plus qu'un acte d'intolérance de l'organisme, un effort d'élimination; la suppuration du tissu pulmonaire n'est point alors une dégénérescence proprement dite, comme dans la phthisie tuberculeuse essentielle ou dans la phthisie scrofuleuse, mais un état transitoire et curable, lorsque le dépôt tuberculeux a été éliminé et que la congestion du parenchyme s'est dissipée sous l'influence des moyens appropriés. Les cicatrisations des cavernes pulmonaires se rencontrent surtout chez les arthritiques. J'ai eu l'occasion d'observer un malade dont la poitrine avait été, selon M. Louis et Bertrand, atteinte des plus graves lésions de ce genre, et qui, grâce au traitement du mont

Dore, jouit actuellement d'une très-bonne santé, tout en conservant les attributs généraux du rhumatisme, bien diminués d'ailleurs chez lui sous l'influence de l'hygiène et du traitement. Est-ce à dire que les cas de ce genre soient communs? Loin de là; mais quelle que soit leur rareté, les faits existent, et la science doit les prendre en considération. M. Bertrand a répondu affirmativement sur la curabilité de la phthisie par les eaux du mont Dore, et il insiste dans ses observations sur les antécédents rhumatismaux de tous ceux de ses phthisiques qui ont retiré quelque profit de leur séjour au mont Dore. N'y aurait-il pas une phthisie arthritique qui pourrait être traitée avec succès, au début, au mont Dore, à Royat ou à Ems, contrairement à la phthisie scrofuleuse, qui réclamerait les eaux sulfureuses? Nous avons répondu longuement à cette question dans un travail sur le traitement de de la phthisie pulmonaire, publié dans le tome IX des *Annales* de la Société d'hydrologie médicale de Paris.

Je sais que des savants de premier ordre rejettent la phthisie de cause rhumatismale ou goutteuse. Mais mon expérience personnelle me force à me ranger de l'avis du vieux Morton, du moins en ce qui concerne les phthisies arthritique, scrofuleuse, syphilitique et tuberculeuse essentielle, sinon pour les nombreuses formes qu'il mentionne et qui peuvent être rattachées à ces quatre grands groupes. Ce n'est pas sans une vive satisfaction qu'au point de vue hydrologique je puis encore invoquer l'autorité du grand observateur anglais qui, le premier, a signalé l'heureuse action des eaux ferrugineuses comme celles de Royat sur la phthisie arthritique. Dans son chapitre IX, intitulé : *De Phthisi ab arthritide et rhumatismo ortâ* il s'exprime ainsi : « In hujus morbi principio, ad inducias

» saltem obtinendas, sinon ad curationem perficiendam,
» plurimum conducere observavi præsertim aquas mine-
» rales chalybeatas, modo non nimis sero propinentur, et
» satis copiose per vias urinarias fluant. » Il recommande
ensuite les bains thermaux au début de la maladie.
L'usage des eaux peut encore être ordonné avec succès,
suivant lui, à la seconde période de la phthisie, pourvu
qu'on se conforme aux sages conseils qu'il donne dans son
chapitre IX. à l'endroit de l'administration de ces eaux
ferrugineuses qu'il recommande. Ce chapitre de Morton est
digne de toute la méditation des hydrologistes. (ALLARD.)

IV

EFFETS THÉRAPEUTIQUES.

J'aurais désiré suivre dans ce travail le même mode
que dans mon étude sur les eaux de Saint-Nectaire
(1860), et donner une statistique complète et détaillée
des malades que nous avons eu à traiter aux eaux de
Royat.

Malheureusement ce projet n'est pas réalisable dans
une grande station thermale. En effet, un grand nombre
de baigneurs suivent un traitement sans consulter de
médecins. Il est donc impossible de connaître leur maladie, et les effets produits par les eaux. D'autres viennent
soit au commencement, soit au milieu de leur séjour aux
eaux, prendre une consultation, puis ils disparaissent sans
revenir, à leur départ, rendre compte de l'état de leur
santé. De plus, les baigneurs qui viennent à nos thermes
se partagent entre cinq ou six docteurs ; il est impossible

au médecin-inspecteur de donner une statistique exacte de tous ces malades.

Je ne pourrai donc qu'énumérer les nombreuses affections sur lesquelles les eaux de Royat exercent leur action bienfaisante.

Rhumatisme. — Tous les ans un grand nombre de rhumatisants viennent demander à nos thermes le soulagement de leurs douleurs.

Il m'a par conséquent été possible d'observer toutes les formes du rhumatisme chronique, rhumatisme musculaire, mono-articulaire, poli-articulaire. Toutes ces affections ont été en général améliorées par les eaux de Royat, qui jouissent, comme toutes les eaux thermales et surtout celles d'Auvergne, d'une réputation bien méritée pour la guérison du rhumatisme. Voici le traitement que je faisais subir aux malades atteints de cette affection.

Tous les matins, une douche d'eau minérale d'un quart d'heure suivie d'un bain de trois quarts d'heure et deux à trois verres d'eau par jour.

Quand il y avait du gonflement et de l'engorgement articulaire, j'employais le massage.

Ce n'était que rarement et dans des cas exceptionnels que je soumettais les rhumatisants aux bains et aux douches de vapeur. Il est utile de prévenir les malades que le traitement n'agit jamais mieux que lorsqu'il augmente les douleurs pendant les cinq ou six premiers jours, sans cela on pourrait s'exposer à des découragements, et les influences morales ont une grande importance pendant une cure thermale.

Je ne puis passer sous silence l'heureux effet des eaux de Royat dans le traitement des entorses et des hydarthroses.

Une des branches du rhumatisme sur laquelle les eaux de Royat ont une action spéciale et élective est le rhumatisme nerveux et l'état névropathique.

Aussi les affections nerveuses affluent-elles à Royat; MM. Nivet et Allard avaient observé, comme moi, cette action spéciale des eaux de Royat contre les maladies nerveuses.

Je trouve dans le précis d'Allard (1864) un article tiré d'un ouvrage de M. Nivet que je suis heureux de pouvoir reproduire ici pour démontrer la vérité de cette assertion : « Parmi les affections qui figurent dans les paragraphes précédents, il en est quelques-unes qu'il est indispensable d'étudier d'une manière spéciale : nous voulons parler des maladies nerveuses.

» Indépendamment des influences morales, qui agissent puissamment et dont les effets sont parfois suspendus, pendant le séjour aux eaux minérales, par les distractions et les circonstances nouvelles au milieu desquelles vivent les baigneurs, nous avons à signaler plusieurs causes de névralgies qui agissent d'une manière matérielle. Nous placerons au premier rang :

» 1° Les pertes de sang trop répétées ou trop abondantes; 2° la diète prolongée qui amène l'anémie, parce que le sang ne reçoit plus les éléments réparateurs qui lui sont nécessaires ; 3° les troubles fonctionnels de l'estomac, qui rendent les digestions incomplètes et le chyle moins abondant.

» Toutes ces causes d'anémie et d'affaiblissement déterminent bien souvent des surexcitations partielles ou générales du système nerveux, qui exigent, pour disparaître, que l'on prenne le mal à sa racine.

» Cette surexcitation du système nerveux peut néces-

siter des traitements divers : si elle est aiguë et récente,
les calmants et les antispasmodiques sont indiqués ; si le
degré d'excitation est moins prononcé, des bains peu salins
et fortement chargés de matières organiques sont préfé-
rables ; enfin, si les surexcitations dépendent d'un état
anémique ou d'un affaiblissement général, les bains de
Royat sont d'une incontestable utilité. Ils combattent in-
directement l'irritabilité nerveuse en fortifiant tous les
tissus, en activant les fonctions de la peau et du tube
digestif, en rendant l'alimentation et l'hématose plus com-
plètes, et en rétablissant en un mot, entre les systèmes
sanguin et nerveux, l'équilibre qui avait été rompu au
profit de ce dernier. »

Névralgie. — La névralgie sous toutes ses formes est
en général traitée avec succès aux eaux de Royat. J'ai pu
observer des névralgies trifaciales, intercostales, cru-
rales, lombaires, sciatiques, etc. Dans ce genre d'affections, les douches locales venant directement de la source
et administrées dans le bain, nous ont donné des résultats thérapeutiques précieux. Les douches et les bains de
gaz acide carbonique, encore mal installés, nous ont
cependant rendu de grands services dans le traitement
de ces affections. J'espère que l'année prochaine des
améliorations seront apportées, et que nous pourrons
nous servir avec plus d'avantage de cet anesthésique si
précieux contre certaines névroses et certaines névralgies.

Chlorose. — Le bicarbonate de fer contenu dans nos
eaux les rendent très-utiles dans le traitement de la chlorose et de l'anémie. A ce médicament je joignais des exercices hydrothérapiques et gymnastiques aussi souvent que
je le pouvais.

Affections utérines. — L'acide carbonique en douches, en injections, soit à l'état de gaz, soit en dissolution dans l'eau, a toujours été employé avec avantage dans le traitement des affections utérines. M. le docteur Herpin (de Metz), dans son savant livre sur l'acide carbonique, démontre tous les bienfaits qu'on peut tirer de son emploi dans toutes les variétés des maladies de l'utérus et de ses dépendances.

« 1° Aménorrhée; 2° dysménorrhée; 3° leucorrhée; » 4° engorgements et ulcérations fongueuses du col de » l'utérus; 5° les engorgements hypertrophiques ou avec » induration; 6° les déviations de la matrice, flexion et » antéversion; 7° névralgies utérines; 8° ulcération de » nature cancéreuse. »

Sauf le cancer de la matrice, toutes ces maladies se sont présentées à mon observation aux eaux de Royat, et j'ai obtenu de très-beaux succès par l'emploi des bains et des injections de nos eaux minérales. J'attribue ces heureux résultats à la grande quantité de gaz acide carbonique que contiennent nos eaux. Comme adjuvant et reconstituant, je faisais suivre le soir un traitement hydrothérapique quand les malades le permettaient.

Je suis arrivé, par la réunion de ces deux traitements, à faire marcher des malades qui étaient retenus depuis un an, et même trois ans, à la chambre et au lit par des affections de l'utérus.

Lymphatisme. — Les enfants faibles et lymphatiques se trouvent très-bien des eaux de Royat. Des bains fortifiants, une eau digestive et reconstituante, au besoin de l'hydrothérapie et tous les jours des exercices au gymnase de chambre très-habilement dirigé par M. Trouiller, attirent à Royat une grande quantité de jeunes enfants.

Maladie des voies digestives.—Je me suis assez étendu sur l'effet physiologique des eaux prises en boisson pour n'avoir pas besoin d'insister sur leurs vertus curatives des maladies des voies digestives. La dyspepsie et la gastralgie sont traitées avec succès par nos eaux en boissons, bains et douches locales sur le creux épigastrique.

Maladies des voies respiratoires. — Le climat doux de Royat, la température élevée de la buvette rendent possible l'administration de ces eaux dans les affections de poitrine. Du reste, nos eaux prises en boisson, à dose modérée, en même temps qu'en aspiration et en pulvérisation, agissent d'une manière remarquable dans les inflammations chroniques de la muqueuse nasale, laryngienne, pharyngienne et pulmonaire. Elles guérissent ou améliorent rapidement les maux de gorge, les coryzas, les catarrhes pulmonaires, l'emphysème, l'asthme humide. On va même jusqu'à dire, et Allard l'a écrit, que la phthisie pulmonaire était traitée avec succès par nos eaux thermales. Mon expérience des eaux de Royat n'est pas encore assez ancienne pour que je puisse me prononcer sur un aussi grave sujet. J'ai vu des améliorations sensibles, mais la phthisie pulmonaire est une affection longue à guérir, et il faut plusieurs années pour juger de l'effet d'un traitement. Remarquons seulement que, malgré la température assez régulièrement chaude dont nous jouissons à Royat, les baigneurs qui fréquentent les salles d'aspiration doivent prendre les plus grands soins pour ne pas se refroidir. La quantité de bicarbonate de soude que nos eaux contiennent n'est pas assez considérable pour permettre de les classer parmi les médicaments utiles aux personnes atteintes de gravelle et de goutte anciennes avec dépôts tophacés. Cependant elles réussissent très-bien contre l'état goutteux général et contre certaines manifestations de la goutte.

Affections de la peau. — Je terminerai cette note sur les effets thérapeutiques des eaux de Royat en m'occupant des affections cutanées, et je vais examiner celles qui sont le plus avantageusement modifiées par ces thermes. Je trouve dans le *Précis* du docteur Allard de l'année 1864, page 41, cette phrase empruntée à M. le docteur Nivet : « L'arsenic est sans doute la cause principale de la gué- » rison des fièvres intermittentes et des maladies de la » peau, qu'on obtient en administrant les bains ou les » eaux de Chatelguyon, de Royat et de Saint-Nectaire. »

Cette assertion peut être vraie pour certaines affections de la peau, pour les fièvres intermittentes, pour l'asthme, l'emphysème et certaines phlegmasies chroniques des voies pulmonaires. Mais il y a une classe d'affections cutanées pour lesquelles l'arsenic est plutôt nuisible qu'utile, et cependant nous avons tous les ans un grand nombre de ces affections à traiter à Royat. Cette classe d'affections a été désignée par M. le docteur Bazin, médecin de l'hôpital Saint-Louis, sous le nom de *dermatoses arthritiques*. Dans cette classe, l'éminent professeur range toutes les affections cutanées d'origine rhumatismale ou goutteuse.

J'ai observé à Royat des cures et des améliorations de prurigo, de pityriasis, d'acné, de lichen et d'eczéma, qui avaient été vainement et pendant plusieurs années demandées aux eaux sulfureuses.

Je vais rapporter quelques observations d'eczéma arthritiques guéris en une saison par les eaux de Royat pendant les années 1864 et 1865.

1re OBSERVATION. — Une dame de cinquante-cinq à soixante ans, du département d'Indre-et-Loire, est envoyée à Royat par M. le docteur Bazin, en juillet 1864. Elle est atteinte d'un eczéma arthritique du cuir chevelu. Cette malade, qui s'était d'abord adressée à un de mes confrères, n'est venue réclamer mes soins que quinze jours après son arrivée. J'ai trouvé la tête couverte de croûtes assez épaisses et sèches ; cette dame m'a dit être sujette à des maux de tête et à des douleurs rhumatismales, son eczéma datait de plusieurs années, et elle avait en vain employé des pommades, des cataplasmes et des lotions de toute sorte. Je la soumis pendant un mois complet au traitement suivant : tous les jours trois, puis quatre et cinq verres d'eau de la source Eugénie en boisson, un bain d'une heure à eau courante, et une douche de pluie fine de dix minutes, puis un quart d'heure, sur la tête. On avait soin, avec une pomme d'arrosoir très-fine, de diriger des jets d'eau très-doux sur les parties malades. A son départ, la malade était un peu mieux, mais cependant son état n'était pas satisfaisant. Il y avait beaucoup moins de croûtes, mais il en restait encore et le cuir chevelu était très-rouge. Pendant le courant de l'hiver, M. le docteur Bazin revit cette malade en consultation, et m'annonça une amélioration très-sensible, et au mois d'août 1865 elle revint à Royat ; je constatai la guérison complète de de l'eczéma. Il n'en restait plus traces et les cheveux avaient bien repoussé. Cette malade ne venait aux eaux que par reconnaissance, et c'était d'autant plus heureux que le traitement de cette année a été assez mal supporté. Au moindre verre d'eau, il survenait des selles tellement abondantes qu'il fallait avoir recours aux opia-

cés. Je ne puis attribuer ces accidents qui se sont produits cette année chez plusieurs autres malades, qu'à
l'influence épidémique qui a régné dans nos contrées.

2ᵉ Observation. — Un grand industriel de Paris m'est
adressé à Royat par M. le docteur Bazin le 16 mai 1865.

Ce malade est atteint de plusieurs affections cutanées
qui durent depuis trois ans. Du reste, toute sa famille a
eu des affections de la peau.

Comme affections antécédentes, il a eu des douleurs
de sciatiques, des hémorrhoïdes et des migraines fréquentes. C'est donc bien évidemment à des affections cutanées de nature arthritique que nous avons affaire. La
maladie, qui est héréditaire, ne s'est manifestée pendant
un certain nombre d'années que par des boutons d'acné
et de petits accidents qui disparaissaient sans traitement
sérieux. Mais, il y a trois ans, sa maladie prit un caractère de gravité inaccoutumé et un eczéma se déclara.
D'abord il apparut sur la figure, puis sur le scrotum, la
verge, le ventre et à l'anus. M. le docteur Bazin employa
les préparations arsenicales, puis l'eau de Saint-Christau
en pluie. L'état fut aggravé. Les cataplasmes de fécule
de pomme de terre, le perchlorure de fer à une assez
forte dose, ne parurent obtenir un résultat satisfaisant.
Il ne survint un peu d'amélioration que par l'emploi du
glycérolé d'amidon et des pommades au goudron.

Voici quel était l'état du malade à son arrivée à Royat,
le 16 mai 1865 :

Eczéma de tout le cuir chevelu s'étendant sur le cou et
un peu sur le dos. Pityriasis couvrant la poitrine, le dos
et la face. L'affection du bas-ventre a disparu. Il ne reste
plus qu'un peu de rougeur à l'anus. Des boutons d'acné

sont dispersés sur toutes les parties malades et surtout sur le front et le cuir chevelu. A la suite des divers traitements et régimes, le sang s'est appauvri et il est survenu de la chloro-anémie, des éblouissements et des étourdissements.

Le moral est très-affecté; le malade se plaint d'avoir la tête lourde et se croit apoplectique; il est sous l'influence d'une inquiétude continuelle. Du reste, l'appétit est assez bon et les fonctions digestives se font bien.

J'ai employé le traitement suivant : Pendant les huit premiers jours, des bains d'une heure, moitié eau minérale, moitié eau douce. Après les deux ou trois premiers bains, je commençai des douches en pluie fine de cinq minutes et deux verres d'eau de César, puis de l'eau de César coupée avec du vin aux repas. Au bout de huit à dix jours, j'étais arrivé à faire prendre des bains d'eau minérale pure et des douches d'un quart d'heure. J'augmentai le nombre des verres d'eau jusqu'à cinq par jour. Je pus garder ce malade assez longtemps pour lui faire suivre un traitement sérieux. Je lui fis prendre quarante bains et quarante douches, que je divisai en deux saisons et je laissai huit jours de repos entre les deux parties du traitement. Il n'est survenu aucun accident, aucune poussée, et, au bout de quinze jours, le mieux était déjà très-sensible. Les affections cutanées disparaissaient et les forces revenaient.

Enfin, lors du départ de Royat, il n'existait plus que de la rougeur au cuir chevelu et un peu sur les épaules, et, deux mois après le retour du malade à Paris, il n'y avait plus traces des affections de la peau. Tout était et est encore parfaitement guéri.

3ᵉ Observation. — Un habitant du département de la Marne me fit appeler en consultation huit jours après son arrivée à Royat, vers le 15 juin 1865. Ce malade, qui avait environ cinquante ans, portait sur la face dorsale et palmaire des deux mains un eczéma qui durait depuis vingt ans. Il me dit avoir fait chez lui toute sorte de traitements, être allé à Louèche et à beaucoup d'eaux sulfureuses des Pyrénées, sans éprouver aucune amélioration. La face dorsale des deux mains est couverte de croûtes. Entre les doigts existent des vésicules d'eczéma suintant légèrement; à la face palmaire, on voit des crevasses assez profondes qui font souffrir le malade. Les deux mains sont, en outre, le siége de démangeaisons vives. Il y a eu quelques traces d'eczéma sous les aisselles, mais il ne reste plus que de la rougeur.

Lorsque ce malade me fit appeler, il était sous l'influence d'un peu de poussée causée par les eaux minérales. Le moral était mauvais; le malade était complétement découragé, n'ayant aucune confiance dans les eaux et n'étant venu que pour céder aux instances de M. le docteur Bazin. Je conseillai immédiatement, pour faire cesser la poussée, de donner des bains mitigés moitié eau minérale, moitié eau douce; puis je fis administrer des petites douches en pluie très-fine sur les deux mains, plus trois verres d'eau minérale par jour et de l'eau de la source de César aux repas, coupée avec du vin. A chaque bain, je faisais diminuer la quantité d'eau douce et j'arrivai rapidement, en quatre ou cinq jours, à faire prendre des bains d'eau minérale pure. De plus, vers le huitième jour du traitement, je fis administrer tous les soirs une seconde douche en pluie fine sur les mains. Aucun accident n'est venu entraver la marche de la guérison.

Lors du départ du malade, après vingt-cinq jours de traitement, il y avait une amélioration assez notable ; les crevasses étaient cicatrisées ; j'ai appris que l'eczéma avait complétement disparu trois mois après la saison faite aux eaux de Royat.

Je ferai remarquer, en terminant, ces considérations sur les effets thérapeutiques : qu'il faut employer nos eaux avec beaucoup de ménagement dans le traitement des affections cutanées, sous peine de s'exposer à des poussées quelquefois terribles. Il faut toujours, au commencement du traitement, donner des bains mélangés d'eau douce et les continuer suivant la susceptibilité du sujet ; . C'est à cette précaution que je dois de n'avoir eu aucun accident à déplorer parmi les malades qui ont été confiés à mes soins depuis que je suis inspecteur de Royat.

V

Sources des bains de Saint-Mart et de César.

Dans ce mémoire, je me suis occupé spécialement des effets physiologiques et thérapeutiques de la source Eugénie ou source du Grand établissement. A côté existent les sources de Saint-Mart et de César, qui méritent bien une mention particulière. L'eau de Saint-Mart n'est malheureusement plus utilisée depuis l'inondation de 1835, qui enleva le petit établissement qu'elle alimentait et elle se perd dans le ruisseau.

Cette source, abandonnée aujourd'hui, fut en honneur auprès des savants qui s'occupaient les premiers des eaux minérales. Elle est mentionnée dans les *Nouveaux éléments de thérapeutique* d'Alibert et dans le *Manuel des*

eaux minérales naturelles, du docteur Patissier. Il est à
désirer que cette source soit de nouveau captée et rendue
au public.

En remontant le cours du Scateon, à quelques pas au-
dessus de la source de Saint-Mart, on trouve un petit
établissement délabré renfermant la source de César et
huit cabinets de bains en très-mauvais état. Chaque
cabinet est muni d'une baignoire en bois alimentée par
un jet d'eau minérale courante. A chaque baignoire est
adaptée une douche locale mobile pour injection vaginale.
Il est fâcheux que l'on n'ait pas mis cet établissement dans
un état de propreté suffisante et qu'on le laisse tomber
en ruine, car cette source est une de nos richesses thermales.

L'installation qui, depuis cinq ans, est toujours pro-
visoire, se compose, en outre, d'une cloche à gaz, des
appareils de bains et douches d'acide carbonique très-
insuffisants et en assez mauvais état, et en plus d'une
machine à mettre les eaux en bouteilles.

L'eau de César est appelée à rivaliser avec les eaux de
table les plus célèbres. Elle offre même une très-grande
ressemblance de composition chimique avec les eaux de
Pougues et de Saint-Galmier. La source de César contient
moins de principes minéraux et plus de gaz acide carbonique que la Grande source. Sa température est moins
élevée et son action médicale est différente. Il ne faut
donc pas en faire une doublure, ni une rivale de la source
Eugénie. En effet, tandis que, par sa minéralisation, sa
température élevée et la quantité de gaz qu'elle contient,
la Grande source se rapproche des eaux d'Ems, la source
de César, au contraire, doit être rangée dans la classe
des eaux de Pougues et de Saint-Galmier.

Les effets physiologiques de la source de César peuvent se résumer ainsi : exciter l'appétit et augmenter considérablement la sécrétion de l'urine. Prise avec du vin aux repas, elle facilite la digestion et fait disparaître les nausées et les vomissements. Quelquefois, par suite de l'ingestion de l'acide carbonique que cette eau contient, les personnes faibles éprouvent des pesanteurs de tête, mais cet effet n'est que passager. Prise en bains très-courts, elle rougit fortement la peau et produit une excitation générale qui fait rapidement place à un calme très-heureux pour les malades.

L'action diurétique de l'eau de César la rend donc très-utile dans le traitement des affections catarrhales de la vessie, la gravelle et la goutte. On peut administrer l'eau de César en boisson, loin de la source. Elle se conserve très-bien en bouteille.

VI

EAUX TRANSPORTÉES.

Voici l'article qu'Allard a consacré aux eaux transportées dans son *Précis* sur les eaux de Royat :

« Les eaux de Royat sont embouteillées avec soin et de deux façons différentes, suivant l'usage qui doit en être fait. Chargées d'un excès de gaz, l'eau de la source Eugénie peut être bue froide à table coupée avec moitié d'eau ordinaire. Les eaux de César et des Roches peuvent être bues pures. C'est surtout pour les affections de l'estomac qu'elles doivent être administrées de cette façon. Quand, au contraire, on demande à l'eau de Royat une

BASSET. 4

action thérapeutique altérante, pour une affection constitutionnelle, il est bon de la prendre le matin à jeun et le soir une heure après le repas, coupée avec du lait ou une infusion, et réchauffée au bain-marie jusqu'à la température de la source, 35 degrés. Pour ce second mode d'administration, l'administration des eaux expédie des bouteilles d'eau de Royat ne contenant que son volume naturel de gaz. Voici ce qu'on lit à l'article *Eaux transportées*, dans les *Nouvelles recherches* de M. le docteur Nivet :

« Pendant que nous étions chargé du service de clinique médicale de l'École préparatoire de médecine et de pharmacie de Clermont, nous avons employé, avec le plus grand succès, l'eau minérale de Royat, transportée, chez des personnes atteintes de bronchites chroniques.

» Les eaux de Royat, bien bouchées et placées dans un lieu frais, conservent leurs propriétés médicinales pendant plusieurs mois. Au moment de s'en servir, on débouche la bouteille, on la plonge dans de l'eau très-chaude, et l'on boit le liquide minéral quand il fait monter le thermomètre centigrade à + 35 ou + 36 degrés centigrades.

» Voici un autre procédé qui est plus expéditif : on ajoute à un demi-verre d'eau minérale de Royat un quart de verre d'eau de gomme bouillante ou de lait très-chaud, et l'on obtient ainsi la température nécessaire pour que le mélange puisse être bu immédiatement. »

» L'eau de la source du bain de César peut être bue à table, pure, constamment, non-seulement sans aucun inconvénient pour la santé, mais avec grand avantage au contraire. Elle stimule l'appétit, facilite la digestion, et elle a une action reconstitutive et tonique énergique qu'elle doit aux sels et surtout au fer qu'elle contient. »

VII

CONTRE-INDICATION.

Il est impossible de faire usage des eaux de Royat comme de toutes les eaux minérales quand on est atteint d'une maladie aiguë. — Ces eaux sont encore contraires aux malades ayant un ramollissement du cerveau, une affection organique du cœur, un cancer et une prédisposition aux hémorrhagies actives ou à la phthisie aiguë.

L'excitation thermale prolongée, la fièvre, sont toujours des causes de contre-indications. Il n'en est pas de même de l'augmentation des douleurs rhumatismales au début du traitement, car, le plus souvent, c'est d'un heureux augure.

Je ne saurai trop m'élever en terminant contre cette regrettable habitude de fixer la durée d'un traitement à vingt ou vingt et un jours ; rien n'est plus contraire aux personnes qui viennent aux eaux : elles s'en vont, la plupart du temps, au milieu d'un traitement, sans être guéries, et elles accusent la médication d'impuissance. La durée d'un traitement ne peut jamais être fixée d'avance ; elle varie suivant le sujet et la maladie.

VIII

SOINS HYGIÉNIQUES.

Maintenant que les hôtels de Royat sont suffisants et confortables, je ne saurais trop défendre aux malades de

se loger à Clermont, dont la proximité les tente quelquefois. Ce trajet, bien que très-court, nuit essentiellement
aux bons effets du traitement : car il est très-important
de se coucher en sortant du bain, de la douche et surtout
de la salle d'aspiration. — Il faut aussi, pour éviter autant
que possible le contact de l'air extérieur, que le malade
soit transporté, en chaise à porteurs, de l'établissement
jusqu'à l'hôtel où il habite. On doit toujours redouter
d'entraver la transpiration provoquée, et il peut être
dangereux de faire un traitement sans les précautions que
je viens d'indiquer.

Il est aussi très-nécessaire de conserver, pendant toute
la durée du séjour aux eaux et malgré la chaleur de la
saison, l'usage des vêtements de drap et d'étoffe plus
légère, mais toujours en laine. — Pour que toute chance
de refroidissement soit prévenue, nous recommandons
encore aux malades de ne pas sortir sans emporter un
vêtement dont ils pourraient se couvrir en cas de change-
ment de température, surtout vers le soir, qui amène
toujours la fraîcheur dans notre vallée profonde et om-
bragée.

Les personnes qui vont à la salle d'aspiration y trouvent les peignoirs de laine tels qu'ils doivent être pour
cet usage ; mais il vaudrait mieux que chaque malade eût
le sien à lui appartenant, ainsi que les gros bas de laine
compléments indispensables du costume, afin d'éviter
une communauté désagréable et fâcheuse.

Le régime de la nourriture doit être composé de vian-
des et volailles bouillies et rôties, de légumes verts, de
fruits cuits, d'œufs frais, de soupes et de potages. Le
malade doit se méfier de la surexcitation que le traitement
donne d'abord à l'appétit et ne pas satisfaire ses exigen-

ces. Il vaut mieux qu'il se prive aussi de pâtisseries, de salades et de mets épicés.

Nous voudrions qu'il fût possible à toute personne qui suit un traitement aux eaux minérales d'abandonner complétement la pensée et le souci des affaires. La préoccupation et l'inquiétude, en agissant fâcheusement sur le moral, nuisent à l'effet de la médication thermale. Les veillées et les plaisirs du monde doivent être évités aussi bien que les promenades longues et fatigantes. Une promenade modérée et surtout proportionnée aux forces du malade serait plutôt salutaire, et les environs de Royat, si pittoresques et si intéressants, offrent des ressources inépuisables aux amateurs des beautés de la nature.

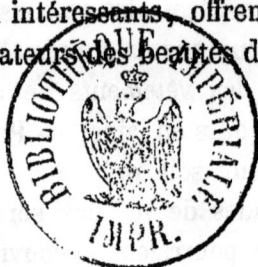

TABLE DES MATIÈRES

Introduction 1

I. — Établissement thermal 3

II. — Propriétés chimiques et physiques 6

        Source de Royat (source Eugénie) 9

        Source du Bain de César 10

III. — Effets physiologiques 17

        Les eaux de Royat et les eaux d'Ems 23

IV. — Effets thérapeutiques 36

V. — Source des bains de Saint-Mart et de César 47

VI. — Eaux transportées 49

VII. — Contre-indication 51

VIII. — Soins hygiéniques 54

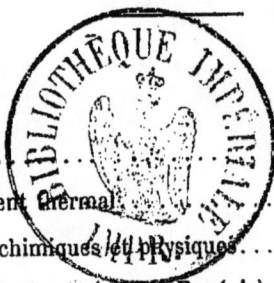

Paris. — Imprimerie de E. MARTINET, rue Mignon, 2.